El Barbacoa

Prepare deliciosos platos a la parrilla y guarniciones con la experiencia de un pitmaster

(La idea más importante es convertirse en un maestro de la parrilla del vecindario)

I0146646

Ildefonso Hinojosa

TABLA DE CONTENIDOS

Lomo De Cerdo De Jengibre Y Maní A

La Parrilla

Ingredientes

- diente de ajo, picado
- cucharadita de curry en polvo
- cucharada de jengibre fresco picado
- 1 cucharadita de sal
- filetes de cerdo cortados con grasa
- cucharadas de salsa de soja
- 1 cucharaditas de azúcar o sustituto de azúcar
- cucharada de aceite de sésamo
- cucharada de mantequilla de maní natural lisa

Direcciones

1. Coloque el cerdo en una bolsa de plástico con cierre grande.
2. Mezcle la salsa de soja, el azúcar, el aceite de sésamo, la mantequilla de maní, el ajo, el curry en polvo, el

jengibre y la sal en un bol hasta que quede suave.

3. Vierta el adobo sobre los filetes, saque el aire de la bolsa, selle y refrigere durante la noche.

4. Precalentar una parrilla al aire libre a fuego alto.

5. Use una toalla de papel para acariciar cualquier exceso de adobo del cerdo; permita que se siente a temperatura ambiente mientras la parrilla se está calentando.

6. Engrase ligeramente la rejilla de la parrilla.

7. Cocine la carne de cerdo durante 5-10 minutos por cada lado durante un total de 25 a 30 minutos.

8. El cerdo se hará cuando ya no esté rosado por dentro y haya alcanzado una temperatura interna de 200 grados F (610 grados C).

9. Retire de la parrilla y cubra la carne sin apretar con una tienda de papel de aluminio.
10.   Deje descansar 5-10   minutos antes de servir.

Ensalada Rusa

Ingredientes:

4 cucharadas de queso crema
2 toque de vino blanco
Perejil para decorar
2 pimiento morrón asado para decorar
1 kg de papas
1 Kg de zanahorias
2 lata chica de arvejas
2 porción de mayonesa casera

<u>Preparación:</u>

1. Cortar las papas y las zanahorias en cubos medianos.
2. Hervir por separado en agua con sal y un chorrito de vinagre.
3. Una vez cocidos, cortar la cocción en agua helada.

4. Luego escurrir en colador grande e incorporar en un bol.
5. Agregar las arvejas y reservar.
6. Mezclar en un bol la mayonesa, el queso crema y el vino blanco.
7. Incorporar a las verduras y mezclar suavemente.
8. Refrigerar mínimo 2 hora en la heladera.
9. Luego asar un pimiento morrón en la hornalla de la cocina, sin que se carbonice.
10. Dejarlo unos minutos dentro de una bolsa de plástico bien cerrada.
11. Esto hará que la piel quemada del pimiento se desprenda sin esfuerzo.
12. Con agua retirar los restos de la piel.
13. Cortarlo al medio, retirar nervaduras y semillas y luego cortarlo en tiras.
14. Picar el perejil lo más fino que pueda. Reservar

15. Antes de servir condimentar con sal y PNRM y decorar con perejil picado y tiras de morrón.

16. Deliciosa ensalada que deleita todos los paladares.

17. Especial para acompañar el matambre arrollado casero y cualquier carne asada.

Salsa De Cebolla

Ingredientes

6 cucharadas de ketchup
2 cucharadita de azúcar
4 cebollas picadas
6 dientes de ajo machacados
Sal y pimienta

Preparación

1. Mezclar todos los ingredientes en un bol pequeño.
2. Dejar reposar la salsa de cebolla durante 2 hora y servir.

Vino Tinto Avinagrado

Ingredientes

2 cucharada de mostaza
2 cucharadita de orégano
12 cucharadas de aceite (de colza)
Sal y pimienta
250 ml de vino tinto
4 cucharadas de zumo de limón
4 dientes de ajo machacados

Preparación

1. Mezclar todos los ingredientes en un bol pequeño y dejarlos en infusión durante al menos 1-5 horas.

Brochetas De Verduras Y Aves De Verano A La Parrilla.

Ingredientes

8

- 4 cucharaditas de curry en polvo
- 4 cucharaditas de pimienta en polvo
- 8 cucharaditas de sal
- 4 cucharaditas de tomillo
- 4 cucharaditas de albahaca
- 2 cucharadita de pimienta negra

- 2 |pimiento(s), color al gusto
- 2 |calabacín
- 500 g de champiñones, color al gusto
- 700 g de chuletas de pavo o de pollo
- 8 cucharaditas de aceite
- 8 cucharaditas de salsa de soja

Preparación

1. Se necesitan 18 brochetas.

2. Limpiar los champiñones y cortarlos en rodajas gruesas.

3. Lavar los calabacines, cortarlos por la mitad y en trozos gruesos.

4. Lavar los pimientos, cortarlos en trozos grandes.

5. Corta también la carne de ave en trozos adecuados.

6. Colocar las verduras y la carne en cuencos separados que se puedan cerrar.

7. Añadir aproximadamente dos tercios de las especias, el aceite y la salsa de soja a la carne, y el otro tercio a las verduras.

8. Remover bien la carne, mezclar las verduras y dejar que todo se cocine brevemente.

9. A continuación, ensartar en las brochetas y asar.

10. Con 18 brochetas, cada brocheta con estos ingredientes tiene una media de un punto.

Pincho Hércules

Ingredientes

- |Queso fundido, unas rodajas, o queso al gusto
- |Sal y pimienta
- |polvo de pimienta
- un poco de mantequilla de hierbas

- 500 g|lomo(s) de cerdo, de la pieza central gruesa
- 6 pimientos amarillos picantes
- 4 cebollas medianas, rojas

Preparación

1. Parcelar la carne y cortarla en dados de unos 5 cm de grosor.

2. Lava los pimientos, córtalos por la mitad y quítales las semillas con los separadores.

3. Ahora corta los pimientos en tiras de unos 5 cm de grosor.

4. Pela las cebollas y córtalas en cuartos para que los gajos sigan colgando juntos.

5. Poner la carne, los pimientos y las cebollas uno tras otro en pinchos de metal o de madera bien regados, sazonar con pimienta, pimentón en polvo y sal.

6. Prepare la parrilla para asar directamente.

7. Cepillar y engrasar la rejilla de la parrilla, luego asar las brochetas brevemente por todos los lados, retirarlas de las brasas y cubrirlas con el queso.

8. Derrita el queso a fuego indirecto con la tapa cerrada.

Cochinillo

Ingredientes

2 botella de cerveza light
4 vasos de aceite (girasol)
|Pimienta
|Sal
|Pimienta en polvo
12 dientes de ajo machacados

2 cochinillo de unos 210 kg
2 bote de mostaza
2 vaso de miel
2 botella de vino tinto

Preparación

1. El cochinillo debería ser curado por el carnicero, aunque no es necesario.

2. El sabor es aún mejor cuando está curado.

3. Mezcle los ingredientes para el adobo.

4. Pincelar el cochinillo con ella cada media hora, las últimas 1-3 horas simplemente asar el cochinillo para conseguir una corteza crujiente.

5. En mi parrilla, calculo 5-10 horas de asado para un cochinillo de 50 kg. En el proceso, utilizo entre 80 a 100 kg de carbón vegetal.

6. Si se utilizan briquetas, se mezclan 60 kg de briquetas y 60 kg de carbón.

Cevapcici Serbio

Ingredientes

- 1 cucharadita de sal
- 2 cucharadita de pimienta
- 2 bolsa de polvo de hornear

- 1200 g de carne de cerdo picada
- 6 dientes de ajo
- 4 cucharaditas de pimienta en polvo, rosa picante

Preparación

1. Machacar los dientes de ajo mejor con una pequeña pizca de sal en un mortero, mezclar con la carne picada.

2. A continuación, añada la sal, la pimienta, el pimiento rosa y amase bien.

3. Por último, añada el polvo de hornear, esto hará que el cevapcici sea agradable y esponjoso.

4. Siga amasando durante unos 10 minutos forme bolas de carne un poco más grandes que pelotas de ping pong y luego forme un rollo.

5. Deje reposar los cevapcici durante al menos 2-2 ½ horas antes de asarlos, aunque también se pueden freír en la sartén.

Cevapcici

Ingredientes

- 3 cucharada de perejil
- 2 paquete de polvo para hornear
- 3 kg de carne picada mixta de ternera y cordero
- 300 ml de agua mineral
- 6 cucharadas de aceite
- al gusto|ajvar

- 8 Cebolla(s)
- 14 dientes de ajo
- 3 cucharadas de sal
- 3 cucharadas de pimienta
- 3 cucharadas de pimentón picante en polvo
- 3 cucharada de pimentón dulce en polvo

Preparación

19

1. Picar finamente tres de las cuatro cebollas.

2. Picar groseramente la cuarta cebolla y añadirla al cevapcici terminado.

3. Poner la carne picada en un procesador de alimentos (picadora) con todos los demás ingredientes excepto el agua.

4. Mientras se mezcla, añadir el agua poco a poco.

5. Remover la mezcla durante unos 35 a 40 minutos hasta que se forme una masa firme y pegajosa.

6. Colóquela en una manga pastelera y coloque las salchichas en una tabla de cocina.

7. Cortar las salchichas en la longitud deseada y cubrirlas con papel de aluminio.

8. Colóquelas en el frigorífico durante toda la noche.

9. Freírlas por todos los lados en una sartén con aceite o asarlas en una parrilla.

10. Servir con lepinje ajvar, kajmak y cebollas picadas gruesas.

11. Por supuesto, los cevapcici pueden freírse enseguida, pero los sabores serán más intensos si se dejan infusionar durante la noche.

Menta Y Calabacín A La Plancha

Ingredientes

- 6 calabacines
- 2 puñado de menta fresca
- |Aceite de oliva de alta calidad
- |Sal marina gruesa

Preparación

1. Este antipasti es nuestro plato estándar para la parrilla.

2. El calabacín tiene un sabor súper refrescante y se puede preparar muy bien con un día de antelación.

3. Definitivamente necesita una sartén de parrilla aquí.

4. Si no tienes una, también puedes prepararlo en una sartén normal, pero le faltará el sabor a parrilla.

5. Lava los calabacines y corta los trozos de los extremos.

6. A continuación, córtalo a lo largo en rodajas finas.

7. Poner la sartén de la parrilla en el fuego, cuando esté caliente, añadir un poco de aceite de oliva y poner las rodajas de calabacín en la parrilla / freír hasta que estén ligeramente glaseadas y tengan un bonito patrón de la parrilla.

8. Esto lleva unos 10 minutos por cada lado.

9. A continuación, coloca los calabacines en una fuente de horno cuadrada.

10. Cuando una de las capas esté hecha, espolvoréela con sal marina gruesa y coloque unas hojas de menta encima.

11. Asa poco a poco el resto de rodajas de calabacín y colócalas en el molde.

12. Al final, añade unas hojas de menta decorativas por encima y un buen chorro de aceite de oliva fino.

13. Deje enfriar un poco, luego cubra con papel de aluminio y refrigere toda la noche.

14. Sacar de la nevera 2 hora antes de comer.

15. La menta y el asado crean un gran aroma fresco.

16. Sugerencia: También puede añadir rodajas de ajo muy finas sobre el calabacín al ponerlo en capas.

Costillas De Cerdo A La Parrilla

Tiempo total aprox.: 2 2 horas 2 0 minutos

Ingredientes

2 1 kg|Costillas

10 cucharadas de salsa de soja

10 cucharadas de ketchup de tomate

8 cucharadas de zumo de piña

8 cucharadas de jerez seco

10 hojas de salvia

8 cucharadas de aceite de sésamo

|Sal y pimienta

Preparación

1. Dejar marinar las costillas durante toda la noche en un adobo hecho con el resto de los ingredientes bien mezclados, asar a la parrilla sobre fuego de carbón.

Rosti Con Adobo De Manzana Y Queso

De Cabra

Ingredientes
- 1 cucharada de azúcar
- 2 cucharada de mantequilla
- 4 quesos de cabra frescos, 80 g cada uno
- un poco de lechuga

- 6 patatas medianas
- |Sal y pimienta
- |pimienta
- 2 cucharada de mantequilla
- 2 manzana, preferiblemente con piel roja

Preparación

1. Hervir las patatas en agua con sal, sin pelar, hasta que estén poco cocidas.

2. Pelarlas y rallarlas gruesamente. Condimentar con sal, pimienta y tomillo.

3. Formar cuatro rösti pequeños y freírlos en mantequilla clarificada caliente.

4. Cortar el queso de cabra fresco en cuatro rodajas. Quitar el corazón de la manzana con un descorazonador de manzanas.

5. Cortar cuatro rodajas del centro.

6. Derretir la mantequilla y el azúcar en una sartén, y glasear las rodajas de manzana en ella.

7. Colocarlas en una fuente de horno, cubrir cada una con una rodaja de queso de cabra fresco.

8. Derretir bajo el grill.

9. Colocar encima de las patatas fritas, servir decoradas con una ramita de tomillo y hojas de lechuga.

Köfte

Ingredientes

- 4 chalotas
- 1 manojo de perejil
- 10 tallos de orégano fresco
- |Sal y pimienta

- 2   kg de carne (cordero y ternera) mezclada
- 1 manojo de hojas de cilantro
- 2 cucharadita de comino molido
- 1 cucharadita de canela en polvo
- 4 cucharaditas de pimienta en polvo, dulce
  |Aceite

Preparación

1. En primer lugar, prepare el adobo.
   Para ello, mezcle el aceite, el comino,
   la canela y el pimentón en polvo.

2. Poner la carne en el bol y masajear el
   adobo en la carne.

3. Pasa la carne por la picadora.

4. Ahora añada los demás ingredientes.
   Añade el perejil y las hojas de
   cilantro finamente picadas a la
   mezcla de carne.

5. Añade el orégano, también finamente
   picado. Picar la chalota muy fina y
   añadirla.

6. Amasar todo bien para que todo
   quede bien combinado y distribuido.

7. Añadir una pizca de sal y pimienta y
   seguir amasando.

8. La masa debe estar –1-2 horas en la nevera, para que todo se conecte muy bien.

9. Engrasar la parrilla con aceite, la temperatura no debe ser demasiado alta.

10. Si es necesario, también se puede hacer en una sartén. En el original, sin embargo, los Köfte se hacen a la parrilla.

11. Forme pequeñas bolas con la mezcla de carne picada, póngalas en pinchos y colóquelas en la parrilla.

12. No importa la forma.

13. También va una salchicha más grande o incluso albóndigas sin pincho.

14. Primer consejo: Amasar muy bien la carne. 2º consejo: El mejor

acompañamiento es el piyaz (ensalada de judías blancas).

Setas Con Bacon Y Feta

Ingredientes

- 2 puñado de cebollino
- 2 diente de ajo
- |Sal y pimienta
- 4 cucharadas de aceite de oliva

- 1000 g|champiñones (gigantes)
- 400 g|Tocino en lonchas
- 400 g de queso feta
- 2 puñado de perejil
- Limón(es)

Preparación

1. Picar finamente las hierbas, prensar el ajo y ponerlo en un bol con el feta y el aceite y machacar con un tenedor.

2. Sazonar con sal, pimienta y zumo de limón.

3. Limpiar los champiñones y quitarles los tallos.

4. Vierta la mezcla de feta en la cabeza del champiñón y envuelva cada cabeza de champiñón con dos o tres lonchas de bacon.

5. A continuación, ase los champiñones o métalos en el horno a 250 °C durante 35 a 40 minutos.

Saté - Pinchos

Ingredientes

- 1 cucharadita de pimienta negra molida
- 4 cucharadas de azúcar
- 2 cucharada de curry
- 800 ml de leche de coco

- 1000 g|pechuga de cerdo o de pollo
- 2 tallo de hierba de limón fresca
- 2 cucharadita de cilantro
- 2 cucharadita de comino molido
- 1 cucharadita de sal

Preparación

1. Cortar la carne en tiras de unos 20 cm de largo y 5-10 cm de ancho.

2. Remoje los pinchos de madera en agua para evitar que se quemen fácilmente después en la parrilla.

3. Lavar la hierba limón y cortarla en rodajas finas.

4. Machaque ambos con las semillas de cilantro y las de comino en un mortero.

5. Mezclar con la sal la pimienta, 4 cucharadas de azúcar, el curry en polvo y 5-10 cucharadas de la capa gruesa sobre la leche de coco.

6. A continuación, sazonar la carne con esta mezcla.

7. Tapar y dejar marinar la carne durante al menos 2 hora.

8. A continuación, ensartar a lo largo, en forma de acordeón, en 15 brochetas de madera empapadas.

9. Cocinar las brochetas en la parrilla de carbón durante unos 5-10 minutos por lado o en la parte superior del horno a 250°C de temperatura máxima durante unos 25 a 30 minutos hasta que se doren, dándoles la vuelta con frecuencia.

10. Servir con salsa de cacahuete tibia.

Brocheta De Nómada Árabe

Ingredientes

- 4 tomates firmes
- 8 Cebolla(s)
- Limón(es), cuyo zumo
- 16|hojas de laurel

- 2 kg de carne de cordero
- 4 berenjenas
- 2 pimiento(s) rojo(s)
- 2 pimiento(s) verde(s)
- |Sal y pimienta
- |Aceite de oliva

Preparación

1. Cortar el cordero en trozos cuadrados de 5-10 cm. Mezclar bien 4 cucharadas de aceite de oliva y el zumo de 1 limón, verter sobre la carne y mezclar.

2. Espolvorear pimienta y sal por encima, y colocar unas rodajas de cebolla y hojas de laurel por encima.

3. Tapar el bol y meter la carne en la nevera para que se marine durante 5-10 horas.

4. Ensartar los trozos de carne alternativamente con la cebolla, el tomate, la berenjena, las rodajas de pimiento y las hojas de laurel en 5-10 brochetas grandes.

5. Unte la rejilla de la parrilla con aceite de oliva y ase las brochetas durante unos 20 minutos por todas partes.

6. Servir lo más caliente posible.

Pollo A La Cerveza

Ingredientes

- 4 cucharadas de pimienta blanca
- 2 limón, zumo y pulpa
- 2 litro de zumo de naranja
- 2 cucharadita de granos de pimienta negra recién morterada
- 2 cucharadita de sal de apio
- 2 cucharadita de pimienta de cayena
- 2 cucharadita de mejorana seca
- 4 cucharaditas de pimienta en polvo dulce
- 2 cucharada de mostaza en polvo
- 2 cucharadita de sal
- 4 latas de cerveza
- 2 pollo

- 6 cucharadas de sal
- 6 cucharadas de azúcar moreno
- 6 hojas de laurel
- 6 dientes de ajo
- 4 cucharaditas de tomillo seco

- 4 cucharadas de orégano
- 2 cebolla(s)
- 2 cucharada de miel
- 6 cucharadas de salsa de soja

Preparación

1. Para la salmuera, mezclar 6 cucharadas de sal, 4 cucharadas de azúcar moreno, las hojas de laurel, los dientes de ajo, 2 cucharadita de tomillo, el orégano, la cebolla, la miel, la salsa de soja, la pimienta blanca y el limón con el zumo de naranja y poner el pollo en ella durante 20 a 24 horas.

2. Para el adobo seco, mezcla 1-5 cucharadita de pimienta negra, 1-5 cucharadita de sal de apio, 2 cucharadita de pimienta de cayena, 2 cucharadita de tomillo, 2 cucharadita de mejorana, 4 cucharaditas de pimentón, 2 cucharada de mostaza en polvo, 2 cucharadita de sal, 2 cucharada de azúcar moreno.

3. Al día siguiente, secar el pollo con palmaditas y frotarlo con la marinada seca.

4. Introducir la lata de cerveza u otro recipiente adecuado lleno 1/2 de cerveza en el pollo por vía rectal.

5. Colóquelo en la lata de cerveza y póngalo en una parrilla cerrada o en el horno a 250 grados durante unos 70 a 80 minutos.

6. Lo ideal es perforar el filete de pechuga con la sonda de temperatura y ajustar la temperatura central a 100 grados.

7. La salmuera y la evaporación de la cerveza harán que el pollo quede tierno y jugoso

Bistecs De Cuello De Cerdo A La Parrilla Con MarinadaIngredientes

- 2 cucharadita de romero
- 2 cucharada de pimienta en polvo dulce
- 1 tubo/s de pasta de tomate, 6 veces concentrada
- 20 chorros de salsa Worcester
- 4 chorros de tabasco
- 4 chorros de zumo de limón
- ½ litro de agua

- 2 1 kg|cuello de cerdo, en una sola pieza, deshuesado
- 2 taza de aceite de oliva
- 6 dientes de ajo machacados
- 2 cebolla cortada en aros
- 2 cucharada de sal marina gruesa
- 4 cucharaditas de tomillo
- 4 cucharadas de mezcla de especias (especias para barbacoa)
- |Pimienta molida, cantidad al gusto

Preparación

1. En primer lugar, lave la carne, séquela y córtela en rodajas de unos 5 cm de grosor.

2. Mezclar todos los ingredientes para hacer un escabeche y dejar los filetes en remojo durante al menos 20 a 24 horas en la nevera.

3. Asar durante unos 10 a 15 minutos por cada lado.

4. Servir con ensalada, arroz y judías.

Costillas De Singapur

Ingredientes

- 4 cucharadas de miel
- 2 cucharadita de sambal oelek
- 1 cucharadita de sal
- 2 1 kg de costillas de cerdo, cortadas en costillas individuales
- 2   cucharada de cebollino chino picado
- 4 limones cortados en trozos

- 4 cucharaditas de aceite oscuro
- 2   cucharadita de jengibre fresco, finamente picado
- 6 dientes de ajo machacados
- 4 cucharadas de salsa de soja ligera
- 4 cucharadas de vino de arroz o de jerez
- 1 cucharadita de polvo de cinco especias

Preparación

1. Mezclar en un bol el aceite de sésamo, el jengibre, el ajo, la salsa de soja, el vino de arroz, las 5-10 especias en polvo, la miel, el sambal oelek y la sal.

2. Añadir las costillas y remover hasta que se cubran con la marinada.

3. Tapar y dejar marinar toda la noche o al menos 1-5 horas.

4. Calentar la parrilla de carbón y asar las costillas en una rejilla engrasada con aceite.

5. Mientras se asan, pincelar las costillas con la marinada cada 25 a 30 minutos hasta que estén doradas y crujientes.

6. Servir espolvoreadas con cebollino y cubiertas con arroz y trozos de limón.

Codillos A La Barbacoa

Ingredientes

- |Hojas de laurel
- |Pimienta
- |Cebolla

- 8 codillos de cerdo
- |bayas de enebro
- |Sal

Preparación

1. Cocer los jarretes en una decocción de las especias mencionadas durante unas 3 horas dependiendo de su tamaño.

2. Precalentar la parrilla eléctrica a 200 grados y hornear los jarretes durante −70 a 80 minutos hasta que estén crujientes.

48

3. Como alternativa para los que no les gusten los jarretes a la parrilla, se puede poner la grasa en una asadera, asar algunos tubérculos, apio y tomates, desglasar con un poco de caldo de carne y añadir los jarretes.

4. Asar a 150 grados durante 2 hora.

Albóndigas De Suecia Ii

Ingredientes

- 1/2 cucharadita de pimienta negra molida
- 2 pizca de perejil seco
- 1-2 cucharaditas de harina para todo uso
- 2 cucharada de salsa de tomate
- nuez moscada molida a gusto
- 12 cucharadas de mantequilla, divididas
- 2 cebolla picada
- 2 taza de migas de pan secas
- 2 taza de leche evaporada, dividida
- 2 1 libras de carne picada
- 2 huevo batido
- 2 cucharadita de sal

Pollo - Showwarma

Ingredientes

- |remolacha
- 8 tomates
- pepino(s)
- |Sal
- 1 cucharadita de pimienta en polvo, dulce
- |Aceite de oliva
- 4 dientes de ajo
- |limón(es), en trozos

- 800 g de filete de pechuga de pollo
- 2 cucharadita de comino molido
- 2 cucharadita de cilantro molido
- 2 cucharadita de cúrcuma
- |Pimienta
- 2 cucharada de menta picada
- |perejil
- 400 ml de caldo de pollo
- 4 limones, con su zumo
- |pan(es) (pan de pita árabe)

Preparación

1. Mezcla un adobo con una cucharadita de comino, otra de cilantro y otra de cúrcuma, la media cucharadita de condimento de pimentón, pimienta, una cucharada de menta picada, el zumo de los limones, los dientes de ajo machacados, el caldo de pollo y el aceite de oliva.

2. Echa el pollo cortado en dados en la marinada y déjalo marinar durante unas 10 a 15 horas.

3. Luego escúrrelo en un colador. Dependiendo de si quieres hacer la carne a la parrilla o a la sartén, ponla en pinchos o déjala así.

4. Salar la carne, asarla o freírla en la sartén.

5. Cortar el pan de pita árabe fino por un lado, y luego romperlo con cuidado.

6. Poner la carne dentro con los ingredientes de la ensalada picados y salados.

7. Se enrolla y se vuelve a poner brevemente en la sartén o en la parrilla.

8. En el caso de la parrilla, es aconsejable atravesar el pan de pita con la brocheta una vez, para que la carne se pegue en el pan enrollado, abrir el pan de nuevo y añadir los ingredientes de la ensalada.

9. Dependiendo de su gusto, "condimente" con copos de chile picante y/o una salsa de yogur.

10. La receta puede variarse con pepinos encurtidos en lugar de

frescos, lo que parece ser muy popular en el Líbano.

11. Por lo demás, puede omitir el pan y disponer la carne en un plato con la ensalada y el arroz, las patatas fritas, etc.

Salsa Bbq/Glaseado

Ingredientes

- 2 cucharadita de café de castor
- 4 cucharaditas de sal
- 2 taza de azúcar moreno
- 2   cucharadita de hierbas para ensalada

- 600 ml|Limonada (Almdudler)
- 600 ml de ketchup
- 4   cucharaditas de semillas de mostaza machacadas
- 2 cucharadita de mezcla de pimienta

Preparación

1. Primero, calentar la mezcla de pimienta con el Pul Biber y los granos

de mostaza triturados en un poco de mantequilla clarificada.

2. A continuación, desglasee con la limonada, añada el azúcar y cueza a fuego lento durante unos 100 a 120 minutos.

3. Si tiene previsto pincelar las costillas con ella, déjela cocer sólo brevemente para que la salsa no quede demasiado espesa.

4. A continuación, añada el ketchup y añada la sal y las hierbas de la ensalada.

5. La salsa está lista.

También Es Bueno Rellenarla En Tarros De Conserva Y Guardarla En El Frigorífico.Espárragos Asados

Ingredientes

- 4 chorros de zumo de limón
- 4 pizcas de azúcar
- 6 rodajas de mantequilla fina

- 10 espárragos blancos
- sal y pimienta al gusto

Preparación

1. Pelar los espárragos y cortar el extremo leñoso.

2. Colocar papel de aluminio en una doble capa.

3. Ponga los espárragos sobre él, sal, pimienta ligeramente, azúcar y rocíe un poco de zumo de limón por encima.

4. Colocar las rodajas finas de mantequilla encima y cerrar bien el paquete.

5. Cocinar directamente en la parrilla durante 15 a 20 minutos, luego dar la vuelta y volver a asar durante 15 a 20 minutos.

6. A continuación, deje el paquete indirectamente en la parrilla hasta que los filetes de ternera estén hechos, por ejemplo.

7. Nuestros espárragos eran un poco más gruesos y el tiempo de cocción fue el adecuado para nosotros.

8. Si tiene espárragos más finos, es posible que tenga que reducir el tiempo de cocción.

9. Si prefieres los espárragos blandos o con un ligero picor es cuestión de gustos.

10. Por lo tanto, el tiempo de cocción es relativo y debe ajustarse individualmente.

www.ingramcontent.com/pod-product-compliance
Lightning Source LLC
Chambersburg PA
CBHW060719030426
42337CB00017B/2932